Td 85 215.

I0071204

PARALYSIE

CONSÉCUTIVE A LA LÉSION DE QUELQUES NERFS SPINAUX.

CONSIDÉRATIONS

ANATOMIQUES ET PHYSIOLOGIQUES

SUR

UNE PARALYSIE CONSÉCUTIVE A LA LÉSION

DE QUELQUES NERFS SPINAUX,

AU NIVEAU DE LEUR PASSAGE A TRAVERS LES TROUS DE CONJUGAISON

DE LA COLONNE VERTÉBRALE ;

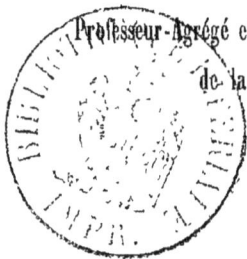

PAR J. BENOIT,

Professeur-Agrégé et Conservateur des Collections du Musée Anatomique
de la Faculté de Médecine de Montpellier.

———————

MONTPELLIER

J. MARTEL AÎNÉ, IMPRIMEUR DE LA FACULTÉ DE MÉDECINE

rue Canabasserie 10, près la Préfecture

1852

CONSIDÉRATIONS

ANATOMIQUES ET PHYSIOLOGIQUES

SUR

UNE PARALYSIE CONSÉCUTIVE A LA LÉSION

DE QUELQUES NERFS SPINAUX,

AU NIVEAU DE LEUR PASSAGE A TRAVERS LES TROUS DE CONJUGAISON

DE LA COLONNE VERTÉBRALE.

Le fait que je vais relater a d'abord le mérite d'offrir aux
médecins un cas pathologique fort rare ; en second lieu , ce fait
a un intérêt particulier pour les physiologistes, parce qu'il peut
servir à jeter quelques lumières sur la fonction du système
nerveux, et à confirmer ou à contredire les diverses théories
dont elle a été l'objet. Voici, les principaux détails de l'observation, que j'ai moi-même recueillie avec une scrupuleuse
exactitude.

Le nommé Barthélemy Fabre , scieur de long , âgé de 38 ans ,
d'un tempérament bilieux , d'une stature ordinaire , mais doué
d'une assez grande force physique , n'avait jamais éprouvé

aucune maladie grave, et spécialement aucune affection du système nerveux. Le 25 juillet 1836, au moment où il soutenait sur sa tête l'une des extrémités d'une poutre de chêne, pesant douze quintaux environ, qu'il voulait placer sur le tréteau servant d'établi, un de ses aides imprima à la pièce de bois un mouvement inattendu. Cette secousse fit perdre l'équilibre à Fabre, dont la tête s'inclina fortement et d'une manière brusque vers l'épaule gauche, et exécuta en même temps un mouvement de rotation par lequel le menton fut porté vers l'épaule droite. Un sentiment de tiraillement et une douleur violente se manifestèrent aussitôt à la partie postérieure du cou; néanmoins, Fabre, qui s'aidait de ses deux mains pour assujettir le chêne sur la tête, eut assez de force pour le maintenir et achever de le porter sur l'établi. Il put continuer son travail ordinaire pendant cinq ou six heures, et finir la journée sans ressentir autre chose qu'une douleur assez vive dans la région cervicale. Le soir, les mouvements de l'épaule gauche furent gênés, et le bras du même côté fortement engourdi. Le lendemain, il lui fut impossible de faire exécuter le moindre mouvement à cette extrémité; en même temps, quelques fourmillements parurent à la région deltoïdienne, et le malade s'aperçut qu'il sentait à peine quand on le touchait dans ce point. Il appliqua de lui-même sur l'épaule un large emplâtre fait avec la poix de Bourgogne et le sang-dragon, parce qu'il était dans l'usage de se servir de ce remède pour toutes les contusions qu'il recevait; il y ajouta, d'après le conseil de quelques personnes, des frictions sur le bras avec l'huile d'olive et le savon, et ne changea rien du reste à son régime de vie.

Fabre s'aperçut bientôt que sa maladie, bien loin de diminuer, acquérait tous les jours une nouvelle intensité. Les douleurs de la région cervicale postérieure étaient très-vives et occasionnaient de l'insomnie ; les mouvements étaient abolis dans le membre ; avec la motilité la sensibilité avait disparu dans presque tout le bras gauche, en suivant une marche descendante, et, suivant l'expression du malade, la paralysie avait *coulé* graduellement de l'épaule jusqu'à la main. Alors il demanda à être admis à l'Hôtel-Dieu de Nîmes, où nous remplissions les fonctions d'interne. Il entra le 3 août, neuf jours, après l'accident, et fut placé dans la salle Saint-Jacques, N° 5.

Lors de son entrée, le malade accuse une douleur fixe à la partie postérieure du cou, au niveau des apophyses épineuses de la sixième et de la septième vertèbre cervicale ; elle n'augmente pas sensiblement lorsqu'on exerce une pression dans ce point. Il n'y a nulle part ni rougeur ni gonflement. D'autres douleurs se font aussi sentir par intervalle dans l'articulation de l'épaule, et principalement dans celle du coude. La peau du moignon de l'épaule gauche conserve sa sensibilité normale supérieurement ; plus bas, cette sensibilité devient obtuse, et enfin, à la partie inférieure de l'avant-bras et au poignet, on peut impunément pincer et piquer le malade sans qu'il en soit averti par aucune impression. Les doigts, et surtout l'annulaire et l'auriculaire, sont le siége de quelques fourmillements ; mais ce que le malade s'empresse de nous faire remarquer, c'est l'accroissement que prennent tous ces symptômes lorsqu'il essaie d'imiter le mouvement de flexion et de rotation forcées que le cou exécuta lors de l'accident. Les douleurs surtout s'exaspèrent alors, et le malade indique, comme en étant spécialement le siége, le nerf cubital, dont il désigne assez bien le trajet. Les mouvements de la tête dans tous les autres sens ne produisent aucun de ces effets.

Du reste, l'on ne trouve à noter aucun autre phénomène morbide: il n'y a jamais eu de convulsions. Quand le malade veut mouvoir le bras gauche, il le saisit avec celui du côté opposé. Le bras droit jouit, dans toute son étendue, de sa force et de sa sensibilité ordinaires; les extrémités inférieures n'éprouvent aucun engourdissement, et le malade court et peut porter un fardeau sur l'épaule saine comme au temps de sa plus parfaite santé. L'inspiration et l'expiration sont libres et s'exécutent sans efforts; les deux côtés du thorax se dilatent également. Le système digestif, les organes génito-urinaires ne présentent rien d'irrégulier; l'expulsion des urines et des matières fécales a toujours été soumise à l'influence de la volonté. L'appétit s'est maintenu. Le pouls est plein et légèrement fréquent.

L'âge du malade, sa force, sa constitution, la plénitude du pouls et le genre de lésion que je crus reconnaître, tout indiquait la saignée générale que je pratiquai sur-le-champ.

4 août. A la visite du matin, le chirurgien en chef, M. Pleindoux aîné, prescrivit: Diète absolue; application de 12 sangsues à la nuque et au niveau de la septième vertèbre cervicale; bain général, tiède et prolongé.

5 août. Soulagement peu marqué. Il y a eu de la céphalalgie; la sensibilité est exaltée à la partie supérieure du bras, au point que le contact de la chemise ne peut pas même être toléré.

(Prescriptions : 15 sangsues dans les mêmes points ; bain de deux heures ; bouillon.)

6 août. Légère amélioration ; persistance de la paralysie ; constipation. (Prescriptions : 12 sangsues ; bain ; lavement.)

Le 8 et le 10, nouvelles applications de sangsues ; le 11, amélioration manifeste, cessation des douleurs ; les mouvements commencent à se rétablir, et le malade peut serrer un objet dans la main gauche ; sensibilité nulle. (Prescription : 2 grains de calomel toutes les deux heures.)

13. Il y a eu des évacuations alvines abondantes. Les muscles du bras se contractent déjà avec énergie ; la paralysie du sentiment persiste au même degré au poignet et à l'avant-bras ; la région brachiale est le siége de quelques fourmillements et commence à sentir. (Mêmes prescriptions.)

20. La motilité est revenue tout entière ; la force du poignet et des doigts de la main gauche égale celle de la main droite, mais les premiers sont toujours complètement insensibles ; le reste du membre est comme à l'état normal.

22 août. Fabre, désireux d'aller au secours de sa famille pauvre, sort de l'hôpital, malgré nos instances, pour reprendre immédiatement ses pénibles travaux. Il n'éprouve aucune souffrance, dit posséder toute sa force première, mais il n'a pas encore recouvré dans la main gauche le sens du toucher ; il lui est impossible de percevoir, par l'intermédiaire de cet organe seul, la forme et la température des corps ; il juge assez nettement de leur consistance par la résistance qu'ils opposent à la pression.

J'ai revu le sujet de cette observation quatre mois après sa sortie de l'hôpital, et je l'ai trouvé parfaitement guéri ; il ne lui restait aucune trace de son accident ; la motilité et la sensibilité étaient revenues dans le membre et s'y manifestaient avec toute leur activité accoutumée ; mais, tandis que le mouvement était dès le 11 août presque entièrement rétabli, la sensibilité, au contraire, n'avait reparu dans la main gauche que lentement, après le troisième mois, et vers la fin d'octobre. Notons enfin que les doigts annulaire et auriculaire qu'innerve spécialement le nerf cubital, avaient été les derniers à reprendre leur sensibilité normale.

Cette observation me paraît pouvoir être résumée dans les termes suivants : flexion forcée et torsion de la colonne cervicale ; lésion de quelques nerfs spinaux au moment de leur passage par les trous de conjugaison ; différence dans le degré de lésion supportée par les racines antérieures et par les racines postérieures de ces nerfs ; douleurs et paralysie partielle consécutives. — Traitement anti-phlogistique énergique, guérison complète.

L'exactitude de ce résumé sommaire et explicatif de l'observation que l'on vient de lire, me paraît pleinement justifiée par l'analyse anatomique et physiologique.

Les nerfs spinaux émanent de la moelle par une double série linéaire de filets ou racines. Quand on étudie leur origine apparente, on distingue les racines en antérieures, ou racines qui se détachent des parties latérales de la face antérieure de la moelle, et en postérieures, lesquelles se détachent des parties latérales de la face postérieure. Le ligament dentelé établit entre les unes et les autres une ligne de démarcation bien marquée. Après s'être détachées de la moelle , les racines antérieures et postérieures convergent pour s'engager dans le canal fibreux que leur forme la dure mère , et qui semble partagé par une cloison cellulaire mince en deux canaux secondaires , jusqu'au lieu où s'opère la fusion complète des deux racines.

Un détail anatomique que nous devons particulièrement signaler ici , est celui qui se rapporte aux différences que présentent les racines antérieures et les racines postérieures sous le rapport de leur volume. A leur origine même, les racines postérieures prises une à une sont beaucoup plus volumineuses que les racines antérieures. Le rapport qui existe entre elles peut varier suivant les régions; mais il est toujours à l'avantage des racines postérieures, et l'on n'a plus besoin de réfuter aujourd'hui l'opinion de Béclard qui avait pensé que la région lombaire offrait une exception à cette règle générale. C'est surtout au cou que là prédominance des racines postérieures est manifeste; Blandin a dit que leur volume était à celui des antérieures comme 2 : 1, et M. Cruveilhier comme 3 : 1. D'après mes observations personnelles , cette dernière appréciation me paraît plus juste (1).

Le volume plus considérable de toutes les racines postérieures

---

(1) Ce rapport entre les racines postérieures des nerfs spinaux et leurs racines antérieures, serait dans la région dorsale comme 1 1/2 : 1 , et dans les lombes comme 2 : 1, suivant M. Cruveilhier. Blandin ne voyait pas de différence notable au dos, et donnait pour les lombes le rapport de 1 1/2 : 1.

des nerfs rachidiens, les expose évidemment davantage à l'effet des violences traumatiques qui peuvent s'exercer dans la profondeur des parties qui les protègent; et comme dans la région cervicale, cette prédominance des racines postérieures est encore plus marquée, il s'ensuit que les conditions sont aussi plus favorables pour que ces racines soient atteintes par les causes traumatiques.

Une autre circonstance anatomique remarquable vient encore ajouter à cette fâcheuse prédisposition : je veux parler du renflement ganglionnaire ou olivaire qui occupe le point de convergence des deux racines et qui appartient exclusivement à la racine postérieure, ainsi que l'ont établi Haase, Monro et Scarpa les premiers, et d'autres observateurs après eux; je veux aussi parler de la position de cette espèce de ganglion et de ses rapports avec la circonférence des trous de conjugaison que traversent les paires rachidiennes.

Les nerfs abandonnent la moelle sous un angle à ouverture inférieure, devenant de moins en moins aigu à mesure que l'on remonte des lombes à la région cervicale; on voit même les premiers nerfs, ou les sous-occipitaux tendre, par leur direction, à former avec la moelle un angle aigu ouvert du côté de la tête. Les nerfs suivants se dirigent horizontalement, et ce n'est qu'à la fin de la région cervicale que l'on voit se dessiner nettement cette direction oblique en bas, qui permet aux nerfs lombaires de quitter la moelle et de longer la face interne de plusieurs lames vertébrales avant d'arriver aux trous de conjugaison, et aux nerfs sacrés d'opérer leur renflement ganglionnaire avant même de quitter l'intérieur du canal sacré.

Il résulte de ces dispositions anatomiques que les rapports de contiguité des ganglions olivaires avec le contour osseux des trous de conjugaison, existent principalement dans la région du cou. L'étendue nécessaire, pour que les deux racines nerveuses arrivent de leur origine au renflement ganglionnaire, est assez exactement mesurée par la distance qui sépare cette origine ou la moelle elle-même du trou de conjugaison. Dès-lors, il est facile de comprendre que les nerfs cervicaux sont, plus que les autres, exposés à subir l'influence fâcheuse d'une altération de la forme des trous de conjugaison, ou d'une disjonction des pièces osseuses qui constituent ces derniers par leur assemblage. Ces mêmes nerfs doivent aussi s'accommoder aux torsions ou aux flexions forcées moins aisément que la colonne vertébrale elle-même, qui, dans sa partie cervicale, jouit d'une si grande liberté de mouvement. Au dos et aux lombes, l'obliquité de la direction des racines nerveuses et la longueur de leur trajet dans l'intérieur même du canal vertébral peuvent, jusqu'à un certain point, servir à prévenir les froissements et les tiraillements douloureux de ces racines ou de la substance médullaire dans les mouvements étendus du rachis. Ces avantages ne sont compensés qu'en partie dans la région cervicale par la largeur, relativement plus considérable, du canal vertébral.

Si nous cherchons maintenant à profiter des données précédentes pour interpréter le fait pathologique qui nous occupe, nous serons conduit à placer le siége anatomique de la lésion traumatique observée chez Fabre, dans les racines des derniers nerfs cervicaux et du premier nerf dorsal du côté gauche, au niveau ou au voisinage des trous de conjugaison.

On ne peut s'arrêter à l'idée d'une lésion de la moelle épinière elle-même. Quelle que soit l'indépendance d'action des diverses parties qui la constituent, soit dans le sens de sa longueur et suivant les régions, soit dans ses deux moitiés latérales, indépendance que des faits nombreux physiologiques et pathologiques ont clairement démontrée ; néanmoins, aucun symptôme ne permet ici de remonter jusqu'à cette portion des centres nerveux. Les douleurs qui s'étendaient à toute la région du cou et l'excitation cérébrale qui amena l'insomnie, n'étaient qu'une irritation sympathique et consécutive d'un désordre local plus sérieux.

Dans la flexion et la torsion forcées subies par la colonne cervicale sous le poids d'un lourd fardeau, il y a eu cessation momentanée des rapports normaux que les nerfs affectent avec les trous osseux qu'ils traversent, et par conséquent tiraillement de ces organes délicats ; probablement même, leur pulpe ou leurs enveloppes membraneuses ont été comprimées, contusionnées par la déformation des trous de conjugaison en raison des mouvements des articulations vertébrales portés au-delà des limites voulues, et constituant, en quelque sorte, le premier temps d'une luxation. A ce tiraillement, à cette compression qui n'ont pas été assez énergiques pour abolir immédiatement la fonction nerveuse, ont succédé la fluxion, le gonflement inflammatoire, qui ont alors déterminé la paralysie complète, soit en empêchant directement l'innervation par l'altération de l'organe, soit en donnant aux nerfs et à leurs enveloppes un volume considérable, qui dépassait la capacité des trous de conjugaison et occasionnait un véritable étranglement de ces nerfs par des orifices osseux et inflexibles.

En second lieu, si la cause traumatique a produit des effets organiques immédiats, en apparence d'une même nature, pour les racines nerveuses affectées, il est aisé d'établir, par la marche et la succession des symptômes, que toutes ces racines n'ont pas été atteintes au même degré.

La spécialité d'attribution de chacune de ces racines nerveuses me paraît démontrer, dans notre observation, une altération plus grave et plus durable de la racine postérieure. La paralysie du mouvement ne fut qu'un symptôme passager, et qui se dissipa rapidement sous l'influence des premiers moyens anti-phlogistiques employés. Les fibres nerveuses qui servent à la motilité reprirent presque immédiatement leurs fonctions et permirent à Fabre de recommencer ses pénibles travaux, tandis que les fibres destinées à la sensibilité restèrent long-temps inertes et incapables de transmettre les impressions tactiles.

D'un autre côté, cette étude pathologique vient en aide à la physiologie, qui recherche la destination spéciale de chacune des racines nerveuses. Nous trouvons ici tout naturellement appliquée cette méthode d'exploration, qui remonte de l'isolément des fonctions à l'isolément des parties ou, réciproquement, établit la nature des premières par la spécialisation de leur instrument : c'est là ce que M. Flourens a nommé, en physiologie expérimentale, *méthode isolatrice*, et ce qu'il a su instituer avec tant d'habileté et de science pour élucider le rôle des diverses portions du système nerveux au sein de l'économie animale.

Premièrement, la marche de l'altération de la sensibilité et celle de l'altération du mouvement, différentes et indépendantes l'une de l'autre, accusent une diversité de siége, et par conséquent l'existence de deux espèces d'instruments pour ces deux espèces de facultés, sensibilité et motilité. Secondement, les conditions anatomiques que j'ai indiquées comme exposant davantage aux lésions traumatiques les racines postérieures des nerfs cervicaux, savoir : le volume plus considérable de ces racines et leur renflement ganglionnaire; ces conditions, dis-je, nous permettent d'affirmer que l'effort de la cause traumatique a porté principalement sur les racines postérieures (1). Cette induction est tout-à-fait en harmonie avec la persistance plus grande de la paralysie du sentiment, et l'esprit est satisfait par une pareille interprétation qui établit une proportion convenable entre la gravité du symptôme et le degré de l'altération organique.

Nous placerons donc l'observation de notre malade à côté de

---

(1) Des expériences physiologiques dont les résultats méritent d'être notés, quoiqu'ils aient encore besoin d'une confirmation, nous paraissent avoir établi que les racines postérieures ou *sensitives* des nerfs rachidiens sont plus incitables, plus impressionnables, peut-être même plus délicates dans leur structure, que les racines antérieures ou *motrices*. Ainsi, les divers agents qui ont été mis en rapport avec elles, tels que le fluide électrique, l'alcool, l'éther, le chloroforme, etc., ont plus rapidement modifié, excité ou aboli la fonction des racines postérieures que la fonction des racines antérieures. Il est légitime de penser que les causes pathologiques doivent produire des effets analogues sur ces différents filets nerveux, et dès-lors je trouverais dans la susceptibilité ou l'impressionnabilité plus grande des nerfs sensitifs un nouveau motif de conserver au fait pathologique que je rapporte la valeur et l'interprétation que je lui ai données.

toutes les preuves données en faveur de l'opinion qui distingue des racines nerveuses sensitives et des racines motrices, et qui regarde comme motrices les racines antérieures et accorde la sensibilité aux postérieures ou ganglionnaires (1). On pouvait établir ce fait physiologique *à priori* et, en quelque sorte, d'après l'inspection seule des racines et leur volume respectif. En effet, une étude analytique du corps humain et de ses fonctions démontre d'une manière péremptoire que les organes du sentiment reçoivent proportionnellement beaucoup plus de nerfs que les organes du mouvement, et que le nombre et le volume de ces nerfs sont assez exactement en rapport avec le développement de la sensibilité (2). Je dois ajouter à cette proposition, ainsi

---

(1) Charles Bell fut conduit à distinguer la fonction propre de chaque racine de nerf, et sa théorie a été reprise et confirmée par les travaux de MM. Magendie, J. Muller, Flourens, Longet, etc. Aujourd'hui les expériences sur les animaux sont en assez grand nombre, et ce que l'on doit surtout rechercher, ce sont les faits pathologiques qui peuvent seuls permettre d'appliquer rigoureusement les mêmes conclusions à la physiologie humaine. L'observation qui fait le sujet de cet article possède à ce point de vue une valeur incontestable. Une analyse rigoureuse de tous les phénomènes remplace suffisamment, à mon avis, les lumières fournies par la nécropsie dans des cas plus malheureux.

(2) « Pourquoi, dans les nerfs des membres thoraciques chez l'homme, les racines postérieures sont-elles aux antérieures dans le rapport de 2 à 1 (ou même de 3 à 1, suivant Cruveilhier), et seulement de 1 1/2 à 1 dans les nerfs des membres abdominaux? Pourquoi, dans les quadrupèdes, au contraire, et en particulier chez le chien, ainsi que l'a démontré Blandin, les racines postérieures des quatre membres sont-elles égales, quelquefois même inférieures en volume aux racines antérieures. Cet honorable professeur fait observer, avec juste raison, que si, dans l'espèce humaine, les racines postérieures ou *sensitives* sont plus développées, relativement aux antérieures, dans la région cervicale que dans celle des lombes, c'est parce que, chez nous, la sensibilité est

formulée par les anatomistes, qu'il ne doit ici être question que de la sensibilité normale, physiologique, et non de cette sensibilité qui, sous l'influence des causes morbides, peut se manifester avec tant d'énergie dans des organes peu riches en ramifications nerveuses apparentes.

Sans nous préoccuper ici de cette question plus générale, nous devons nous borner à signaler l'appui que donne notre observation à la théorie qui admet la diversité de fonctions des racines nerveuses spinales, et la réunion de filets sensitifs et de filets moteurs, en apparence identiques, sous une gaîne commune, commençant au ganglion olivaire et laissant complètement distinctes les actions physiologiques des divers filets nerveux qu'elle enveloppe.

Enfin, celui qui voudrait apporter une précision rigoureuse dans la désignation des nerfs affectés, pourrait facilement, par l'appréciation des symptômes, établir que, chez notre malade, la cause traumatique a porté ses principaux effets dans les trous de conjugaison formés par les trois dernières vertèbres cervi-

---

plus développée, relativement à la motilité, dans les membres thoraciques qui servent au toucher, que dans les membres abdominaux qui sont plus spécialement destinés à la station et à la progression. Chez le chien, ajoute-t-il, les quatre membres sont des colonnes de sustentation; ils sont recouverts de poils, et la sensibilité y est d'abord beaucoup moindre, relativement à la motilité, que chez l'homme, et de plus, la sensibilité ne paraît pas plus marquée dans une paire de membres que dans l'autre : donc les racines postérieures ou sensitives et les racines antérieures ou motrices ne devaient point offrir, comme chez l'homme, la même différence de volume, surtout à la région cervicale. » (Longet, *Anat. et phys. du syst. nerveux de l'homme*, T. Ier, p. 825.)

cales et la première vertèbre dorsale, et par conséquent sur les sixième et septième paires cervicales et première paire dorsale du côté gauche Evidemment la quatrième paire, qui fournit le nerf phrénique, et la cinquième paire elle-même, qui vient ordinairement renforcer ce même nerf par un filet assez considérable, n'ont subi aucune violence. La respiration s'est montrée toujours libre et intacte, et l'on connaît l'altération qu'éprouve cette fonction lorsque les nerfs phréniques sont affectés. La lésion avait donc son siége au-dessous de l'émergence du nerf phrénique, c'est-à-dire principalement sur les origines des nerfs radial, cutanés externe et interne, médian et cubital. Si l'on se rappelle, en outre, que le cubital a le plus vivement souffert et a été le dernier à reprendre son action sensitive dans les doigts annulaire et auriculaire, et que les origines du cubital se trouvent dans les septième et huitième nerfs cervicaux et dans le premier dorsal, on n'hésitera pas à placer dans l'espace occupé par ces origines nerveuses le point sur lequel a porté spécialement la cause traumatique, et dans les racines ganglionnaires ou postérieures de ces trois nerfs spinaux le siége principal de la lésion.

Cette opinion est tout-à-fait conforme au résultat que donne l'examen fait à *posteriori* de la position qu'ont dû prendre la tête et les vertèbres cervicales lorsque, l'équilibre étant rompu, elles ont eu à subir une flexion et une torsion violemment exagérées, sous l'impulsion du lourd fardeau qui pesait sur elles. Ce même examen permet aussi de comprendre facilement pourquoi les désordres organiques et fonctionnels ne se sont produits que du côté gauche. En effet, le mécanisme suivant lequel ont eu lieu la flexion et la rotation des vertèbres, devait tendre à détruire l'harmonie du contour osseux des trous de conjugaison des deux côtés ; mais avec cette différence que, du côté gauche, la pression exercée par les pièces osseuses l'une sur l'autre était augmentée, tandis que, du côté droit, cette pression était diminuée, et que dès-lors les trous de conjugaison droits avaient acquis des dimensions plus considérables. Cette augmentation de leur calibre devait compenser la déformation de leur contour, et pouvait par conséquent mettre les nerfs qui les traversent à l'abri de toute compression fâcheuse.

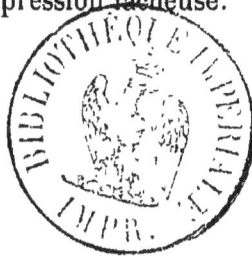

FIN.

www.ingramcontent.com/pod-product-compliance
Lightning Source LLC
Chambersburg PA
CBHW050444210326
41520CB00019B/6056